DISCOURS DU GÉNÉRAL DUCROT

A LA CÉRÉMONIE ANNIVERSAIRE

DE LA

BATAILLE DE CHAMPIGNY

PARIS

IMPRIMERIE BALITOUT, QUESTROY ET Cᵉ
rue Baillif, 7.

DISCOURS

DU

GÉNÉRAL DUCROT

A LA CÉRÉMONIE ANNIVERSAIRE

DE LA

BATAILLE DE CHAMPIGNY

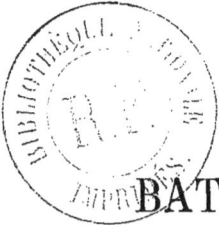

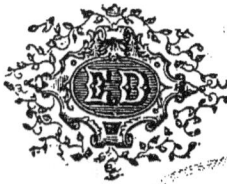

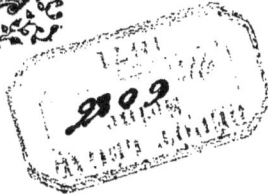

PARIS

E. DENTU, LIBRAIRE-ÉDITEUR

PALAIS-ROYAL, 17-19, GALERIE D'ORLÉANS

1871

DISCOURS

DU

GÉNÉRAL DUCROT

A LA CÉRÉMONIE ANNIVERSAIRE

DE LA

BATAILLE DE CHAMPIGNY

(2 décembre 1871)

MONSEIGNEUR,

MESSIEURS,

MES CHERS CAMARADES,

Permettez-moi quelques mots pour chercher à vous faire partager les sentiments qui envahissent mon âme en présence de ces lieux si remplis de glorieux et douloureux souvenirs... en face de ces tombes qui renferment tant de vaillants et chers camarades.

Un mot d'abord à vous, chers absents, que nous ne reverrons plus que dans l'Eternité, mais dont le souvenir ne saurait s'effacer de nos cœurs...

Qui pourrait vous oublier, chers compagnons d'armes... Et toi, brave Renault, noble vétéran qui, sur ce plateau de Villiers, as trouvé une glorieuse fin digne de ta glorieuse vie !...

Héroïque de Grancey, tombé si vaillamment à la tête de tes vaillants Bourguignons...

Cher Néverlée, que j'aimais comme un fils...

Chevaleresque Franchetti...

Jeune et brillant colonel Prévôt...

Et vous tous, mes braves enfants, soldats improvisés de Paris, sous l'uniforme des zouaves, des artilleurs, sous la capote grise.

Et vous, mes braves mobiles, accourus

de tous les points de la France pour défendre, dans la grande cité, l'honneur du pays.

Oh! comment pourrions-nous oublier avec quelle ardeur vous vous pressiez autour de votre Général au moment suprême de la lutte!

Du moins, pour vous qui reposez sur ce champ de bataille où vous avez si vaillamment combattu, personne, je l'espère, ne viendra contester la gloire de votre fin héroïque.

Ne nous étonnons pas, messieurs, ne nous décourageons pas, si les foules aveugles et passionnées oublient vite les services les plus éclatants, les dévouements les plus absolus, lorsqu'ils n'ont pas la sanction du succès. C'est une loi fatale devant laquelle il faut s'incliner sans murmures comme sans faiblesse.

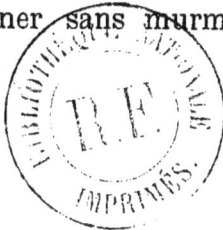

Les cœurs vraiment généreux trouvent leur récompense dans la satisfaction du devoir accompli.

Oh! chers compagnons... vous rappelez-vous quelle joiè, quelle ivresse, au soir de ces journées du 30 novembre et du 2 décembre!... Après une lutte acharnée, vous aviez conquis toutes ces formidables positions qui sont là devant nous... tous les retours offensifs de l'ennemi avaient été victorieusement repoussés... Bonheur suprême pour nos cœurs de soldats! nous avions vu l'ennemi fuir en désordre devant nous... batteries, bataillons, tout s'était éloigné du champ de bataille, nous en étions les maîtres absolus.

La population de Paris tout entière partageait notre ivresse, elle avait vu défiler dans ses murs des bandes de prisonniers, les trophées ramassés sur le champ

de bataille; enfin, elle avait une victoire!...

Hélas! victoire stérile, car notre sort était
lié à celui des armées de Province... A la
même heure où nous combattions sur ce
plateau de Villiers, nos frères de la Loire,
écrasés par des forces supérieures, étaient
refoulés sur la rive gauche du fleuve... les
armées allemandes étaient rentrées dans
Orléans!

Mes tristes prévisions s'étaient réalisées!

Et lorsque le soir du 2 décembre, MM. les
membres du gouvernement de la défense na-
tionale venaient m'adresser de pompeuses
félicitations, lorsque l'un d'eux m'abordait
en s'écriant : « Brave général, idole des Parisiens! » je l'arrêtais court en lui disant :
« Oh! monsieur, idole aux pieds d'argile,
» l'idolâtrie des Parisiens ne sera pas de
» longue durée, car ces pauvres gens atten-

» dent de moi des choses absolument im-
» possibles ; il serait peut-être sage de ne pas
» les entretenir plus longtemps dans de folles
» illusions. »

Cependant, à cette heure, nous avions
bien le droit d'avoir un secret orgueil, car
nous avions rempli jusqu'au bout le pro-
gramme que j'avais tracé, lorsqu'au pont
de Sèvres, dans les premiers jours de novembre, je disais à M. Thiers :

« Je ne sais pas, monsieur, ce que l'avenir
» nous réserve... mais ce que je peux vous
» affirmer, c'est que nous combattrons ho-
» norablement, c'est que nous ferons beau-
» coup de mal à l'ennemi, et un jour vien-
» dra peut-être où, fatigué, épuisé par la
» lutte, il nous offrira des conditions moins
» désastreuses pour le pays, et, certaine-
» ment plus honorables pour l'armée de
» Paris. »

J'en appelle aux populations de ces con-
trées qui ont vu le désarroi de nos ennemis,
qui ont été témoins de leur découragement,
de leur épouvante.

J'en appelle à ceux de vous, messieurs des
ambulances, qui, pendant l'armistice conclu
pour l'enterrement des morts, ont été mis
en relation avec les officiers de l'armée
Allemande.

J'en appelle enfin à l'histoire qui déjà
commence, et nous a fait connaître les nouveaux sacrifices imposés à l'Allemagne pour
continuer la lutte après ces sanglants com-
bats.

Ne pouvions-nous pas espérer à cette
heure obtenir de nos ennemis des conditions plus avantageuses qu'à aucun autre
moment de cette terrible guerre !

Mais la fatalité nous poursuivit, MM. les
membres du gouvernement crurent devoir

écarter les chances qui semblaient s'offrir d'entrer en pourparler!...

Dès lors tout fut dit... nos adversaires comprenant que c'était la lutte à outrance, se mirent en mesure de la soutenir.

Trois cent mille nouveaux soldats appelés de l'Allemagne vinrent grossir les hordes qui déjà de toutes parts débordaient sur notre malheureux pays. — Le bombardement de Paris fut sérieusement préparé.

Et bientôt vint l'heure fatale où la capitale de la France dut non pas traiter, mais se rendre à merci!... où la France, après avoir vu ses dernières armées écrasées et dispersées, fut réduite à l'impuissance la plus absolue!!

Douloureux, très-douloureux souvenirs, sans doute; mais du moins, nous soldats, nous n'avons rien à regretter, car, jusqu'au dernier jour, nous avons fait notre devoir.

Vainement quelques hommes, aveuglés par la passion, voudraient-ils aujourd'hui nous faire un crime d'avoir prolongé la lutte. Nous avons, disent-ils, augmenté les ruines du pays, nous lui avons imposé d'inutiles sacrifices. Ah oui! sans doute, les sacrifices *matériels*, les ruines *matérielles*, se sont accrus dans des proportions considérables; mais ne comptez-vous donc pour rien la réhabilitation *morale*, l'*honneur* du pays relevé!

Oserez-vous nier que cette longue résistance de Paris, si imprévue, si extraordinaire, ait sauvé l'honneur des armes, nous ait mérité le respect de nos adversaires, nous ait conquis les sympathies de l'Europe entière...

Comment avons-nous perdu le bénéfice de cette glorieuse défense, de ces lourds sacrifices?...

Comment, en un instant, notre malheureux pays est-il devenu un objet d'épouvante d'horreur pour le monde entier?

Par le crime abominable de misérables *patricides...* Oui, *patricides,* car il faut bien trouver un mot nouveau pour exprimer un forfait sans précédents dans l'histoire!...

Oh! qu'ils ont été coupables et dignes de toutes nos malédictions, ces misérables qui n'ont pas craint de nous jeter dans toutes les horreurs de la guerre civile, alors que nos chers morts n'étaient pas encore refroidis, alors que leurs tombes étaient encore foulées par nos orgueilleux vainqueurs!

Mais, pour ces barbares d'un nouveau genre, il n'y a ni patrie ni famille... Ils n'ont d'autre mobile que les plus détestables passions, et, aujourd'hui comme hier, ils sont tout prêts à déchirer le sein de la Patrie de leurs mains sacriléges, dût-elle, en s'écroulant, les ensevelir sous ses ruines!

Oh! chers camarades, puissiez-vous voir comme moi combien grand est le danger, puissiez-vous, avec moi, comprendre que pour le conjurer il faut plus que jamais rester fermes et inébranlables dans la *voie du devoir*.

Serrons nos rangs, chers amis, serrons nos rangs si nous voulons conserver une PATRIE, un DRAPEAU!

... Un dernier mot à vous, messieurs des Ambulances de la Presse, qui avez eu l'initiative de cette pieuse cérémonie: C'est un titre nouveau à ajouter à tous ceux qui vous ont mérité la reconnaissance de la deuxième armée de Paris. Permettez à son ancien Général en chef de vous en remercier en son nom et de vous en exprimer toute sa gratitude.

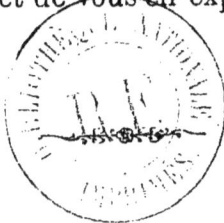

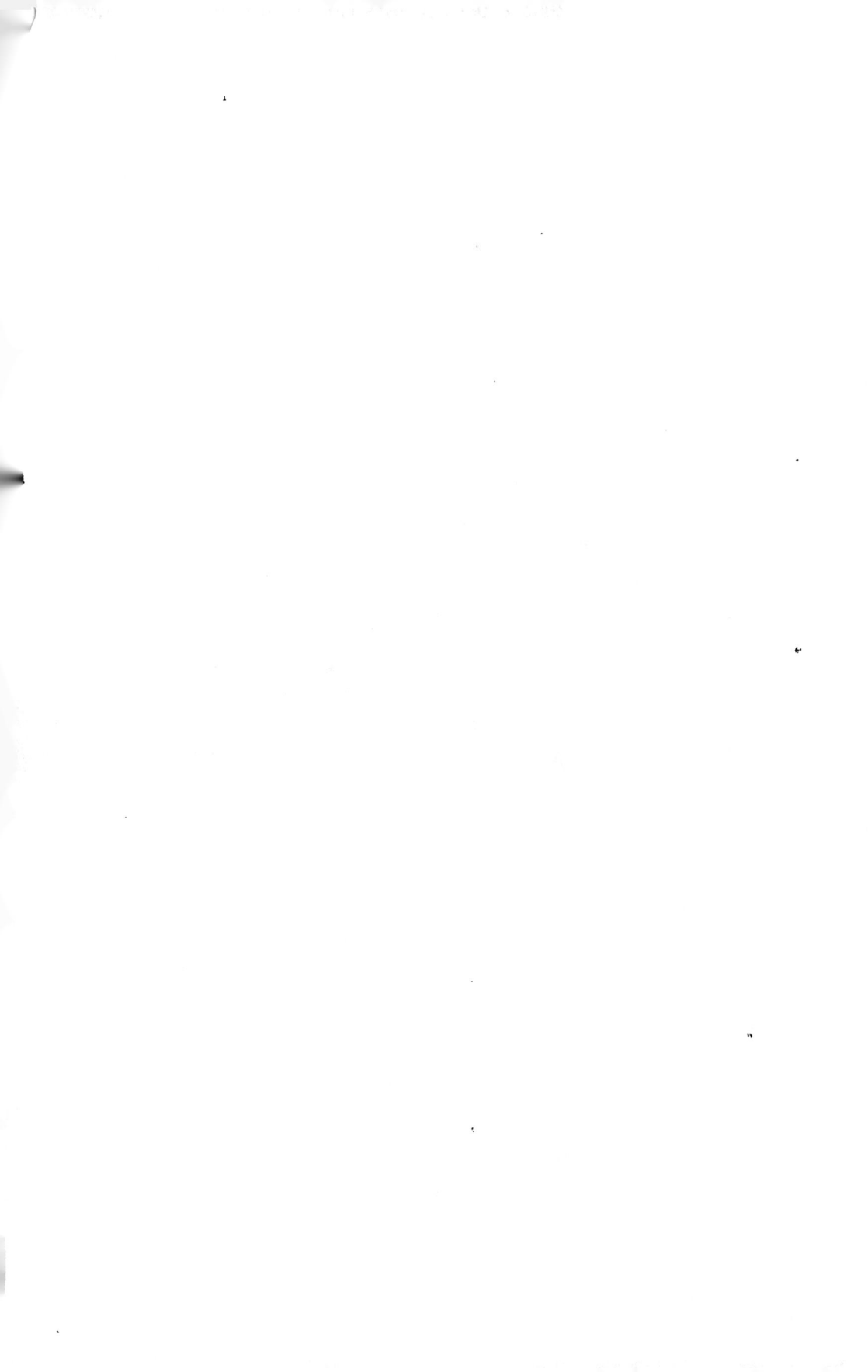